BEI GRIN MACHT SICH IHR WISSEN BEZAHLT

AF139150

- Wir veröffentlichen Ihre Hausarbeit,
  Bachelor- und Masterarbeit

- Ihr eigenes eBook und Buch -
  weltweit in allen wichtigen Shops

- Verdienen Sie an jedem Verkauf

Jetzt bei www.GRIN.com hochladen und kostenlos publizieren

Bibliografische Information der Deutschen Nationalbibliothek:

Die Deutsche Bibliothek verzeichnet diese Publikation in der Deutschen National-bibliografie; detaillierte bibliografische Daten sind im Internet über http://dnb.d-nb.de/ abrufbar.

Dieses Werk sowie alle darin enthaltenen einzelnen Beiträge und Abbildungen sind urheberrechtlich geschützt. Jede Verwertung, die nicht ausdrücklich vom Urheberrechtsschutz zugelassen ist, bedarf der vorherigen Zustimmung des Verla-ges. Das gilt insbesondere für Vervielfältigungen, Bearbeitungen, Übersetzungen, Mikroverfilmungen, Auswertungen durch Datenbanken und für die Einspeicherung und Verarbeitung in elektronische Systeme. Alle Rechte, auch die des auszugsweisen Nachdrucks, der fotomechanischen Wiedergabe (einschließlich Mikrokopie) sowie der Auswertung durch Datenbanken oder ähnliche Einrichtungen, vorbehalten.

Impressum:

Copyright © 2017 GRIN Verlag, Open Publishing GmbH
Druck und Bindung: Books on Demand GmbH, Norderstedt Germany
ISBN: 9783668540644

Dieses Buch bei GRIN:

http://www.grin.com/de/e-book/376122/erfolgreiche-praevention-und-behandlung-von-dekubitalulcera-in-stationaeren

Kevin Damerow

Erfolgreiche Prävention und Behandlung von Dekubitalulcera in stationären Pflegeeinrichtungen

GRIN Verlag

GRIN - Your knowledge has value

Der GRIN Verlag publiziert seit 1998 wissenschaftliche Arbeiten von Studenten, Hochschullehrern und anderen Akademikern als eBook und gedrucktes Buch. Die Verlagswebsite www.grin.com ist die ideale Plattform zur Veröffentlichung von Hausarbeiten, Abschlussarbeiten, wissenschaftlichen Aufsätzen, Dissertationen und Fachbüchern.

Besuchen Sie uns im Internet:

http://www.grin.com/

http://www.facebook.com/grincom

http://www.twitter.com/grin_com

Weiterbildung zur „Fortbildung zur Verantwortlichen Pflegefachkraft in Wohneinrichtungen, Gasteinrichtungen und Ambulanten Diensten"

Leistungsnachweis zum Thema

„Erfolgreiche Prävention und Behandlung von Dekubitalulcera in stationären Pflegeeinrichtungen"

Verfasser: Kevin Damerow

Hinweis: Aus Gründen der besseren Lesbarkeit wird auf die gleichzeitige Verwendung männlicher und weiblicher Sprachformen verzichtet. Sämtliche Personenbezeichnungen gelten gleichwohl für beiderlei Geschlecht.

Inhaltsverzeichnis

1 Einleitung

„Das Risiko, sich wund zu liegen, gehört zu den größten Pflegeproblemen. Jährlich entwickeln in Deutschland ungefähr 750.000 Menschen ein Druckgeschwür, einen sogenannten Dekubitus"[1], zu lateinisch „decumbere, sich niederlegen".[2] „Dieser geht mit viel Leid und Schmerzen einher und vermindert die Lebensqualität von Betroffenen und Angehörigen. Dabei lässt sich ein Dekubitus heute bis auf wenige Ausnahmesituationen vermeiden."[3] Nicht umsonst wird ein Dekubitus häufig als Pflegefehler bezeichnet. Das Deutsche Netzwerk für Qualitätsentwicklung in der Pflege (DNQP) veröffentlichte im Jahr 2000 den Expertenstandard Dekubitusprophylaxe als allerersten deutschen Expertenstandard für die Pflege. Trotzdem kam es auch in den folgenden Jahren zu einer steigenden Fallzahl, obwohl die Implementierung der Expertenstandards verbindlich vorgeschrieben ist. Sollte mit dem Expertenstandard nicht eigentlich die Pflegesituation verbessert und die Fallzahl von Dekubitalulcera in Deutschland deutlich gesenkt werden? Wie konnte es also passieren, dass genau das Gegenteil eingetreten ist? Hier steige ich mit meinem Leistungsnachweis in die Thematik ein.

1.1 Vorstellung meiner Person

Mein Name ist Kevin Damerow, ich komme aus Schleswig-Holstein und arbeite seit August 2006 in der Pflege. Ich bin examinierter Altenpfleger mit Zusatzqualifikationen zum zertifizierten enteralen Ernährungsberater sowie zum Wundexperten ICW e. V. Zur Zeit dieses Leistungsnachweises war ich als kommissarischer Pflegedienstleiter tätig und befand mich in der Weiterbildung zur staatlich anerkannten leitenden Pflegefachkraft.

---

[1] https://www.carenetic.de/betroffene/ (20.12.2016 – 13.28 Uhr)
[2] https://de.wikipedia.org/wiki/Dekubitus (15.01.2017 – 15.23 Uhr)
[3] https://www.carenetic.de/betroffene/ (20.12.2016 – 13.28 Uhr)

1.2 Darstellung des Unternehmens

Das „Baumhaus" (Name geändert) gehört mit seiner über 60jährigen Geschichte zu den ältesten Pflegeeinrichtungen Schleswig-Holsteins. Am 22.12.2016 arbeiteten im Baumhaus 36 Mitarbeiter ergänzt durch eine Reinigungsfirma und eine Küche, in der jeden Tag frisch gekocht wird. Das Haus hat 58 Betten in 4 Stockwerken / Wohnbereichen (Eiche, Buche, Linde, Kastanie).

Mitarbeiterzusammensetzung des Baumhauses								
EL	PDL/ WBL	WBL	MA Pflege	Azubis Pflege	Assistenz-kräfte	Sozialer Dienst	Verwaltung	Haustechnik
1	1	1	23	2	1	4	2	1
Insgesamt: 36 Mitarbeiter								

1.3 Begründung der Themenwahl

Das Thema der erfolgreichen Prävention und Behandlung bei Dekubitalulcera habe ich gewählt, weil es auch noch im Jahr 2017, 17 Jahre nach der ersten Veröffentlichung des Expertenstandard Dekubitusprophylaxe, weiterhin ein großes Problem in der Pflege von älteren Menschen darstellt. Da ich zurzeit in der stationären Pflege arbeite, in der Häuslichkeit meistens eine Pflegeperson fehlt und die Umsetzung von Maßnahmen deshalb erschwert wird, beziehe ich mich in meinem Leistungsnachweis auf die Versorgung in stationären Einrichtungen. Zwar ist die Pflege inzwischen von „Eisen und föhnen" ab, es gibt viele neue Hilfsmittel wie z.B. Wechseldruckmatratzen und jede Menge neuer moderner Verbandsmaterialien, die eine individuelle Prophylaxe und Therapie bieten, trotzdem nimmt die Fallzahl von Dekubitalulcera in Deutschland weiter zu. Warum ist das so? Liegt es an der Multimorbidität, dem immer höher werdenden Alter der Menschen, an der fehlenden Personaldecke oder etwas ganz anderem? Wie kann man einen Dekubitus schon vor der Entstehung erfolgreich erkennen und entsprechende Maßnahmen einleiten? Auch im Baumhaus gibt es Bewohner mit einem Dekubitalulcera. Was kann und muss verändert werden, damit diese erfolgreich abheilen?

2 Theoretischer Teil / Entstehungsfaktoren des Dekubitus

Ein Dekubitus entsteht, wenn durch fehlende Eigenbewegung des Menschen (Immobilität) es zu einer Unterversorgung des Gewebes kommt. Durch länger andauernden Druck (auch Druck und Zeit genannt, wobei die Zeit hier bei jedem Menschen individuell zu betrachten ist) kommt es zu einer Komprimierung der versorgenden Blutgefäße. Dies führt zu einer fehlenden Durchblutung im betroffenen Gewebe und somit zu Sauerstoff- und Nährstoffmangel. Da jedoch nicht nur der arterielle Blutfluss, sondern auch der venöse Blutfluss gestört ist, kommt es zu einer Übersäuerung des Gewebes, da die entstehenden Stoffwechselprodukte nicht abtransportiert werden können [siehe Abb. 1]. Ein gesunder Mensch würde bei der Übersäuerung des Gewebes durch einen natürlichen Reflex einen minimalen Positionswechsel ausführen, der reichen würde, um das Gewebe zu entlasten und die Durchblutung wieder zu gewährleisten. Spätestens der entstehende Druckschmerz würde zu einer entlastenden Bewegung führen. Bei älteren und dekubitusgefährdeten Menschen ist dieser Reflex jedoch nicht mehr in ausreichender Form vorhanden oder so abgeschwächt, dass es nicht mehr zu einer notwendigen Bewegung kommt. Die fehlende Bewegung kann jedoch auch bei einer Operation z.B. durch eine notwendige Fixierung auf dem Operationstisch im Krankenhaus über mehrere Stunden kommen. Da vor allem immobile Menschen einen Dekubitus entwickeln ist besonderes Augenmerk auf die Bewegung zu legen. Ein gesunder Mensch wechselt im Schlaf durchschnittlich zwischen 60 und 80 Mal minimalst seine Schlafposition. Ein immobiler Mensch wird nachts in der stationären Pflege zumeist nur zwischen drei und fünf Mal bewegt, im Durchschnitt alle drei bis vier Stunden einmal. In der Regel ist ein Dekubitus einem Stadium zuzuordnen. Allerdings kann auch „ein vollständiger Gewebeverlust vorliegen, bei dem die Basis des Ulcus von Belägen (gelb, hellbraun, grau, grün oder braun) und/oder Schorf im Wundbett bedeckt ist. Bis genügend Beläge und/oder Schorf entfernt ist, um den Grund der Wunde offenzulegen, kann die wirkliche Tiefe - und daher die Kategorie/das Stadium - nicht festgestellt werden."[4] Es gibt folgende vier Kategorien/Stadien bei einem Dekubitus:

---

[4] http://www.apupa.at/deutsch/dekubitus_4stadien.html (12.03.2017 – 15.57 Uhr)

„Kategorie/Stadium I: Nicht wegdrückbares Erythem

Intakte Haut mit nicht wegdrückbarer Rötung eines lokalen Bereichs gewöhnlich über einem knöchernen Vorsprung. Bei dunkel pigmentierter Haut ist ein Abblassen möglicherweise nicht sichtbar, die Farbe kann sich aber von der umgebenden Haut unterscheiden.

Kategorie/Stadium II: Teilverlust der Haut

Teilzerstörung der Haut (bis in die Dermis/Lederhaut), die als flaches, offenes Ulcus mit einem rot bis rosafarbenen Wundbett ohne Beläge in Erscheinung tritt. Kann sich auch als intakte oder offene/ruptierte, serumgefüllte Blase darstellen.

Kategorie/Stadium III: Verlust der Haut

Vollständiger Gewebeverlust. Subkutanes Fett kann sichtbar sein, aber Knochen, Sehne oder Muskel liegen nicht offen. Beläge können vorhanden sein, die aber nicht die Tiefe des Gewebeverlustes verdecken. Es können Taschenbildungen oder Unterminierungen vorliegen.

Kategorie/Stadium IV: vollständiger Haut oder Gewebeverlust

Vollständiger Gewebeverlust mit freiliegenden Knochen, Sehnen oder Muskeln. Beläge oder Schorf können an einigen Teilen des Wundbettes vorhanden sein. Es können Taschenbildungen oder Unterminierungen vorliegen."[5]

---

[5] http://www.apupa.at/deutsch/dekubitus_4stadien.html (12.03.2017 – 15.57 Uhr)

3 Situationsanalyse / Ausgangssituation

Soviel zur Entstehung eines Dekubitalulcera. Ich komme damit zum praktischen Teil.

Ich habe mir die Situation im Baumhaus genauer angesehen. Alle Daten beruhen auf dem Ist-Stand des 22.12.2016. Da zu dieser Zeit das Dokumentationsprogramm noch nicht auf die Pflegegrade umgestellt war, werde ich statt Pflegegraden die bis Ende 2016 genutzten Pflegestufen benutzen.

Zum Stichzeitpunkt (22.12.2016, 12.00 Uhr) waren 55 von 58 Betten belegt.

Von 26 Mitarbeitern (inklusive zwei Auszubildende und einer WBL) in der Pflege haben 11 Mitarbeiter ein dreijähriges Examen. Die Fachkraftquote des Hauses beträgt auf Vollzeitstellen gerechnet 48,3 Prozent.

Im Frühdienst waren sieben Mitarbeiter (davon ein Pflegehelfer in Einarbeitung, dieser taucht in der unten stehenden Tabelle nicht auf), im Spätdienst sechs Mitarbeiter und in der Nacht zwei Mitarbeiter. Im Frühdienst und Spätdienst je zwei Pflegefachkräfte und in der Nacht eine Pflegefachkraft sowie ein Pflegehelfer.

Die Aufteilung des Pflegepersonals setzte sich entsprechend wie folgt zusammen:

Wohnbereich	Anzahl Bewohner	Pflegestufe 0-3 Ø	MA Früh	MA Spät	MA Nacht
Eiche	14 von 14	2,071	2	2	
Buche	19 von 22	1,789	2	2	2
Linde	12 von 12	1,666	1	1	
Kastanie	10 von 10	1,8	1	1	
Ganze Einrichtung	55 von 58	1,8315	6	6	2

Ø Bewohner pro Pflegekraft bei 55 von 58 Bewohnern		
Frühdienst: 9,1666	Spätdienst: 9,1666	Nachtdienst: 27,5

Ø Bewohner pro Pflegekraft bei 58 von 58 Bewohnern (Volle Belegung)		
Frühdienst: 9,6667	Spätdienst: 9,6667	Nachtdienst: 29,0

Fachkraftquote am Stichtag (nur Pflege)		
Frühdienst: 33,3 %	Spätdienst: 33,3 %	Nachtdienst: 50,0%

Wohnbereich	Anzahl Dekubitalulcera	Ø Dekubitalulcera pro Wohnbereich
Eiche	0	0%
Buche	1	5,263%
Linde	0	0%
Kastanie	2	10%
Ganze Einrichtung	3	5,172%

3.1 Auswertung der Daten

Im Haus befanden sich zum Stichzeitpunkt drei Bewohner mit einem Dekubitalulcera. Zwei davon befanden sich an der Ferse, einer am Kreuzbein. Bei zwei Bewohnern lag die Pflegestufe 2, bei einem Bewohner die Pflegestufe 3, sowie Immobilität, vor. Leider fand ich in meiner ganzen Recherche keine durchschnittliche Fallzahl von Dekubitalulcera gerechnet auf alle Bewohner in deutschen Pflegeeinrichtungen. „Bei immobilen, bettlägerigen Bewohnern ist jedoch von mehr als 14 Prozent der Heimbewohner die Rede. Fallzahlen in der stationären Pflege zwischen 50.000 und 70.000 pro Jahr deuten daher auf erhebliche strukturelle Defizite bei der Dekubitusprävention in deutschen Pflegeheimen hin".[6] Gerade in der Nacht, wo „Nachtdienstler für durchschnittlich 51,6 Bewohner verantwortlich sind, und sie durchschnittlich 40,3 Bewohner pro Nacht versorgen"[7], existiert das wohl größte Risiko einen Dekubitus zu entwickeln. Gerechnet auf einen reinen 10 Stunden Nachtdienst (600 Minuten plus Pause von mindestens 45 Minuten) und oben genannte 40,3 Bewohner bleiben einer Pflegekraft pro Bewohner in der Nacht nicht einmal 15 Minuten Zeit. Die Dokumentation und andere Tätigkeiten müssen von diesen 15 Minuten noch abgezogen werden. Entsprechend hat das Baumhaus mit einer Besetzung von 1:29 nachts einen deutlich besseren Pflegeschlüssel als der bundesdeutsche Durchschnitt. Am Tage lässt er jedoch zu wünschen übrig und liegt nur knapp über dem deutschen Durchschnitt. „Während in Deutschland im Durchschnitt eine Pflegefachkraft für 10,3 Patienten zuständig ist, sind es in Großbritannien 7,7, in der Schweiz 5,5, in den Niederlanden 4,9 und in Norwegen 3,8 Patienten (Durchschnitt 1 zu 7,2)."[8] Wichtig ist jedoch, die vorhandenen Daten nicht

---

[6] https://www.carenetic.de/2016/01/25/richtige-weichen-stellen/ (13.03.2017 – 14.52 Uhr)

[7] http://www.uni-wh.de/fileadmin/media/g/pflege/forschung/Ergebnisbericht_Die_Nacht_in_deutschen_Pflegeheimen.pdf (13.03.2017 – 15.35 Uhr)

[8]http://www.dip.de/presse/pressemitteilungen/pressemitteilung/?tx_ttnews%5BbackPid%5D=62&tx_ttnews%5Btt_news%5D=235&cHash=9620295baa77f5c4800d65619f80b380 (12.03.2017 – 14.31 Uhr)

nur auszuwerten, sondern auch in die Praxis umzusetzen. Darum habe ich mir aus meiner Einrichtung alle drei Bewohner mit einem Dekubitalulcera genauer angesehen. Die Wundsituation bei einer Bewohnerin stach hierbei für mich besonders hervor und diese möchte ich Ihnen jetzt vorstellen.

4 Beispiel aus der Praxis

Frau Gisela Gottlieb (Name geändert) ist 96 Jahre alt, kam vor vier Monaten mit einem Dekubitalulcera zu uns. Bis zum Einzug hat Sie alleine zuhause gelebt, in den letzten Monaten mit Unterstützung durch einen ambulanten Pflegedienst. Frau Gottlieb macht zum Entstehungszeitpunkt vom Dekubitalulcera keine Angabe, sie äußerte nur „den habe ich schon ein paar Jährchen". Den Kindern und dem Hausarzt ist der Dekubitalulcera seit drei Jahren bekannt. Frau Gottlieb ist kognitiv uneingeschränkt. Da sie unsicher auf den Beinen ist, benutzt Sie einen Rollator, an dem Sie sicher laufen kann. Frau Gottlieb sitzt am liebsten den ganzen Tag auf Ihrem Ohrensessel und guckt Fernsehen. Laut Aussage der Kinder macht Sie dies bereits seid Ihr Mann vor fast sechs Jahren verstorben ist. Da viele der Freunde und Bekannten inzwischen verstorben sind und Frau Gottlieb nie einen Führerschein gemacht hat, pflegt sie nur soziale Kontakte mit Ihren Kindern. Da Frau Gottlieb auf dem Land wohnte, hatte Sie in den letzten Jahren nur wenig Besuch und konnte selbst kaum jemanden Besuchen. Frau Gottlieb zeigt wenig Interesse am täglichen Leben, für die Aktivitäten unserer sozialen Betreuung ließ Sie sich nicht begeistern. Trotz Verordnung eines Antidekubituskissens durch den Hausarzt, das Hinzuziehen einer externen Wundexpertin und Kauf von Zusatzernährung in Form von hochkalorischen, eiweißhaltigen Getränken zeigte sich bei Frau Gottlieb keine Veränderung der Wundsituation. Frau Gottlieb ist das Vorhandensein des Dekubitus unangenehm, sie äußerte mehrfach: „Die jungen Dinger müssen sich immer mit mir alten Frau beschäftigen wegen dieser ollen Wunde."

4.1 Zielfestlegung / Bearbeitung der Wundsituation

Ich ging nach dem SMART Prinzip vor und formulierte für mich und das Team folgendes Ziel:

- Der Dekubitus muss eine Heilungstendenz aufweisen (Nahziel) und durch die mit Frau Gottlieb abgesprochenen Behandlungsmaßnahmen abheilen (Fernziel).

Dieses Ziel ist sowohl spezifisch, messbar, für Frau Gottlieb ansprechend und realistisch. Die Terminierung des Ziels muss im weiteren Verlauf festgelegt werden, da jede Wundsituation individuell ist.

Da jedoch die Wunde schon eine lange Zeit existiert und meine Kollegen schon einige Arztkontakte geführt haben, eine Durchblutungsstörung und Infektion durch den Hausarzt ausgeschlossen wurde und Nahrungsergänzungen sowie Antidekubituskissen bereits verordnet wurden, angewendet werden und es trotzdem zu keiner signifikanten Wundheilung kam, musste das Problem an anderer Stelle liegen. An der Grundformel für die Entstehung eines Dekubitus (Druck x Zeit). Mir fiel bei der Ausarbeitung dieser Wundsituation auf, dass Frau Gottlieb sich nie über Hobbys und Interessen äußerte, was ich bei einem von mehreren Gesprächen mit ihr auch erwähnte. Sie äußerte nur: „Ich war Hausfrau, liebte es zu kochen und mich um die Kinder zu kümmern. Für Hobbys blieb da keine Zeit." Auf die Nachfragen, ob Sie gerne mal wieder kochen würde, äußerte sie nur: „Zu gerne, aber die Küche bekocht uns doch." Ich sprach das Thema bei der nächsten Leitungssitzung in Gegenwart der Einrichtungsleitung und der Leiterin der sozialen Betreuung an und bekam dazu viel positives Feedback. Die Leiterin der sozialen Betreuung kümmerte sich um das Entstehen einer Kochgruppe auf dem Wohnbereich Linde, da schon mehrere Bewohner/Innen sich dazu positiv äußerten. An dieser nahm so auch Frau Gottlieb teil, welche dadurch auch Bekanntschaften mit Mitbewohnerinnen schloss und so deutlich öfter Ihr Zimmer verließ. Dadurch ist es inzwischen (Stand: 01.03.2017) schon zu einer deutlich verbesserten Wundsituation gekommen. Ganz abgeheilt ist Ihr Dekubitus zwar noch nicht, der Zeitpunkt der vollständigen Abheilung ist jedoch absehbar. Aus meiner Sicht ist dies ein gutes Beispiel dafür, dass auch soziale Kontakte eine Wundheilung fördern können und in der Behandlung nicht außen vor gelassen werden dürfen.

5 Ziele der modernen Wundbehandlung

Somit komme ich zu den eigentlichen Zielen der modernen Wundbehandlung.
Das Ziel ist eine bestmögliche Prophylaxe und bei bestehenden Dekubitalulcera die
Schaffung von optimalen Voraussetzungen, die die Wundheilung fördern.

- Gefährdete Bewohner erkennen (Mittels Assessment Braden-Skala und gut
  geschultem Pflegefachpersonal, regelmäßige Fortbildungen und Vorhalten
  von aktueller pflegefachlicher Literatur durch die Pflegeeinrichtung)
- Vermeidbare Risikofaktoren ausschalten
- Erhaltung der intakten Haut, Verhinderung von Hautschäden durch
  Veränderungen des äußeren Milieus
- Vermeidung von Gewebsschäden durch Druckbelastung durch regelmäßige
  Bewegung des betroffenen Bewohners, so wie es möglich ist (aktiv, passiv,
  assistiv)
- Bei bereits bestehenden Dekubitalulcera: Förderung und Erhaltung der
  Eigenaktivität des betroffenen Bewohner

6 Handlungsplan / Maßnahmenplan

Folgende Maßnahmen sind für das Erreichen der Ziele notwendig:

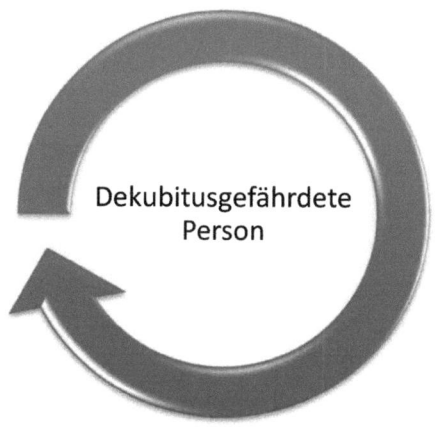

Dekubitusgefährdete
Person

- Risikoerkennung
- Mobilisation/Bewegung
- Ernährung
- Flüssigkeitszufuhr
- Lagerung
- Hilfsmittel
- Hautpflege
- Umgebung
- Soziales
- Schulung / Anleitung
- Kontinuität
- Evaluation

- **„Risikoerkennung**

Das wichtigste Element der Dekubitusprophylaxe ist die Erkennung des Risikos. Dabei ist nicht nur ein gutes Fachwissen nötig, sondern auch der Einsatz von klinischen Assessmentinstrumenten wie die Norton- oder Braden-Skala. Es sollte zwei Mal pro Pflegeschicht die Haut des Bewohners inspiziert werden, um pathologische Veränderungen schnell zu erkennen.

- **Mobilisation/Bewegung**

Sofern möglich, sollten gefährdete oder betroffene Bewohner regelmäßig mobilisiert bzw. zur selbstständigen Mobilisation aufgefordert werden. Bei jeder Mobilisation eines Bewohners sollte darauf geachtet werden, dass das Gewebe geschont wird.

- **Ernährung**

Eine wichtige Grundlage der Dekubitusprophylaxe ist eine ausreichende Menge an Nährstoffen. Bereits im Rahmen der Anamnese des Bewohners sollte man festhalten, ob dieser unter Essstörungen bzw. Kau– und Schluckbeschwerden leidet, um eine adäquate Ernährung sicher zu stellen. Im Bedarfsfall kann mit entsprechender Spezialnahrung eine Mangelversorgung vermieden werden.

- **Flüssigkeitszufuhr**

Eine ausreichende Flüssigkeitszufuhr ist wichtig, da Dehydration und Exsikkose zu einer schlechteren Durchblutung führen.

- **Lagerung**

Regelmäßige Lagerungen in einem festen Zeitintervall sind nötig, um das Gewebe zu entlasten und für eine ausreichende Blutzirkulation zu sorgen. Feste Intervalle sollten anhand des Hautzustandes und der Hypoxietoleranz festgelegt werden. Hier eignet sich gut das Erstellen eines Lagerungsplanes, der für jeden Mitarbeiter verbindlich ist. Die Lagerungs- und Transfertechniken sollten gewebsschonend sein.

- **Hilfsmittel**

Der Einsatz von speziellen Lagerungshilfsmitteln wie Weichlagerungsmatratzen, Wechseldruck-systemen und Mikro-Stimulations-Systemen erleichtert das Dekubitus-Management. Der Einsatz dieser Systeme sollte aber mit Vorsicht erfolgen. Bei Bewohnern nach Apoplex kann es aufgrund der Plegien und der Wahrnehmungsstörungen zu einer Verstärkung der Symptomatik kommen. Schmerzpatienten können eine Schonhaltung entwickeln.

- **Hautpflege**

Eine gute Hautpflege ist oberste Priorität. Nur durch eine intakte und gepflegte Haut kann ein Dekubitus verhindert werden oder zumindest die Entstehung kann herausgezögert werden. Bei trockener Haut sollten Wasser-in-Öl-Lotionen verwendet werden.

- **Bettklima(Umgebung)**

Häufig kann man beobachten, dass Bewohner in einem nassgeschwitzten Bett liegen. Das fördert die Mazeration der Haut und somit auch die Dekubitusentstehung. Im Bett dürfen keine Fremdkörper liegen, die auf das Gewebe drücken. Auf unnötiges und übermäßiges Inkontinenzmaterial sollte man ebenfalls verzichten."[9]

- **Soziales**

Auch soziale Kontakte dürfen nicht außer Acht gelassen werden. Sie können für den Bewohner oft eine Motivation sein sich mehr zu bewegen.

- **„Anleitung und Schulung**

Bewohner und deren Angehörigen haben oft Wissensdefizite in der Wundprophylaxe. Eine gute Schulung und Anleitung sensibilisiert die Bewohner und deren Angehörige.

---

[9] http://flexikon.doccheck.com/de/Dekubitusprophylaxe (15.01.2017 – 15.05 Uhr)

- **Kontinuität**

Alle prophylaktischen Maßnahmen müssen konsequent und kontinuierlich durchgeführt werden.

- **Evaluation - Überprüfung der Effektivität**

Die Maßnahmen zur Dekubitusprophylaxe müssen regelmäßig und engmaschig überprüft werden. Hier ist vor allem eine gute Hautinspektion erforderlich. Dies lässt sich am besten bei jeder Mobilisation und Körperpflege eines Bewohners durchführen. Pro Schicht sollte die Haut des Bewohners mindestens zwei Mal inspiziert und evtl. Veränderungen dokumentiert werden."[10]

7 Mein Fazit

Ein Dekubitus ist bei genauerer Betrachtung nur das Symptom einer immer dünner werdenden Personaldecke, gefördert durch eine fehlende Pflegelobby und dem Pflegepersonal, welches sich nicht gegen die teilweise katastrophalen Zustände in den Kliniken und Pflegeheimen zur Wehr setzt. Pflegepersonal streikt nicht, es resigniert und geht aus dem Beruf. In einer ZDF Info Dokumentation im Jahr 2010 wurde es sehr passend beschrieben: „Und wenn die Pfleger zum Pflegefall werden, wer pflegt dann uns?"[11] Wenn es irgendwann ein Umdenken in unserer Politik geben sollte, dann spätestens, wenn es so viele pflegebedürftige Menschen gibt, dass eine Pflege überhaupt nicht mehr gewährleistet werden kann. Und dann wird es zu spät sein. Somit ist der Dekubitus meines Empfindens nach wie eine chronische Wunde aufgrund einer Durchblutungsstörung zu sehen: Solange die Ursache nicht behoben wurde, kann man das teuerste Verbandsmaterial verwenden und es wird doch zu einer Verschlechterung der Wundsituation führen. Solange am Pflegepersonal an allen Ecken und Kanten gespart wird, wird die Mortalität und „Symptome" wie Dekubitalulcera weiter zunehmen, bis ein Dekubitus wie eine Volkskrankheit zu sehen ist.

---

[10] http://flexikon.doccheck.com/de/Dekubitusprophylaxe (15.01.2017 – 15.05 Uhr)
[11] https://www.youtube.com/watch?v=cNV_vrBtW1E (18.03.2017 – 13.50 Uhr)

8 Ausblick / Was bringt die Zukunft?

Die Zukunft der modernen Wundbehandlung sieht zum derzeitigen Stand düster aus. Das derzeitige System der Pflege ist gescheitert, eine Wundbehandlung wird von den Krankenkassen und Ärzten nur als Kostenfaktor und Belastung für Ihr Budget gesehen. „Die Behandlung eines Dekubitus bis zur Ausheilung kostet durchschnittlich bis zu 50.000 Euro. Daraus ergebe sich ein volkswirtschaftlicher Schaden von ein bis zwei Milliarden Euro pro Jahr, hat das Institut für Innovationen im Gesundheitswesen und angewandte Pflegeforschung berechnet."[12] Solange das Geld wichtiger ist als ein Menschenleben wird sich an diesem Zustand auch nichts verändern.

---

[12] http://www.netdoktor.de/krankheiten/dekubitus/ (12.03.2017 – 16.09 Uhr)

9 Literatur-/ und Quellenverzeichnis

Quellen im Text

[1] Fallzahl: Häufigkeit von Dekubitalulcera in Deutschland

https://www.carenetic.de/betroffene/

20.12.2016 – 13.28 Uhr

---

[2] Definition Dekubitus (Latein)

https://de.wikipedia.org/wiki/Dekubitus

15.01.2017 – 15.23 Uhr

---

[3] Fallzahl: Häufigkeit von Dekubitalulcera in Deutschland (Zitat geteilt)

https://www.carenetic.de/betroffene/

20.12.2016 – 13.28 Uhr

---

[4] Übersicht der Stadien eines Dekubitus (Erster Teil)

http://www.apupa.at/deutsch/dekubitus_4stadien.html

12.03.2017 – 15.57 Uhr

---

[5] Übersicht der Stadien eines Dekubitus (Zweiter Teil)

http://www.apupa.at/deutsch/dekubitus_4stadien.html

12.03.2017 – 15.57 Uhr

---

[6] Fallzahl Dekubitus in stationären Pflegeeinrichtungen

https://www.carenetic.de/2016/01/25/richtige-weichen-stellen/

13.03.2017 – 14.52 Uhr

---

[7] Wie viele Bewohner kommen nachts auf eine Pflegekraft

http://www.uni-wh.de/fileadmin/media/g/pflege/forschung/Ergebnisbericht_Die_Nacht_in_deutschen_Pflegeheimen.pdf

13.03.2017 – 15.35 Uhr

---

[8] Stellenschlüsselvergleich Deutschland/Europa

http://www.dip.de/presse/pressemitteilungen/pressemitteilung/?tx_ttnews%5BbackPi
d%5D=62&tx_ttnews%5Btt_news%5D=235&cHash=9620295baa77f5c4800d65619f8
0b380

12.03.2017 – 14.31 Uhr

[9] Risikoerkennung und Maßnahmenplan (Erster Teil)

http://flexikon.doccheck.com/de/Dekubitusprophylaxe

15.01.2017 – 15.05 Uhr

[10] Risikoerkennung und Maßnahmenplan (Zweiter Teil)

http://flexikon.doccheck.com/de/Dekubitusprophylaxe

15.01.2017 – 15.05 Uhr

[11] YouTube Video von ZDF Info zum Thema „Zukunft der Pflege"

https://www.youtube.com/watch?v=cNV_vrBtW1E

18.03.2017 – 13.50 Uhr

[12] Kosten der Behandlung eines Dekubitus

http://www.netdoktor.de/krankheiten/dekubitus/

12.03.2017 – 16.09 Uhr

Weitere Einflüsse

- DNQP - Deutsches Netzwerk für Qualitätsentwicklung in der Pflege
  Expertenstandard Dekubitusprophylaxe in der Pflege 1. Aktualisierung 2010
- IGAP - Institut für Innovationen im Gesundheitswesen und angewandte
  Pflegeforschung e.V. (Internetpräsenz: http://www.dekubitus.de)
- Lernbegleitbuch zum Seminar „Wundexperte ICW" 1. Auflage Februar 2013
- Thiemes Altenpflege 2. Auflage Juli 2007 (Seite 596 ff)
- Wundfibel der Asklepios Praxisbibliothek 2. Auflage Juni 2010 (Seite 15-17)

Abbildungen / Fotos

[Abb. 1] – Entstehung eines Dekubitus (Siehe Anlage)

http://www.dekubitus.de/dekubitus-entstehung.htm

20.12.2016 - 13.48 Uhr

10 Anlagen

Abb.1 :

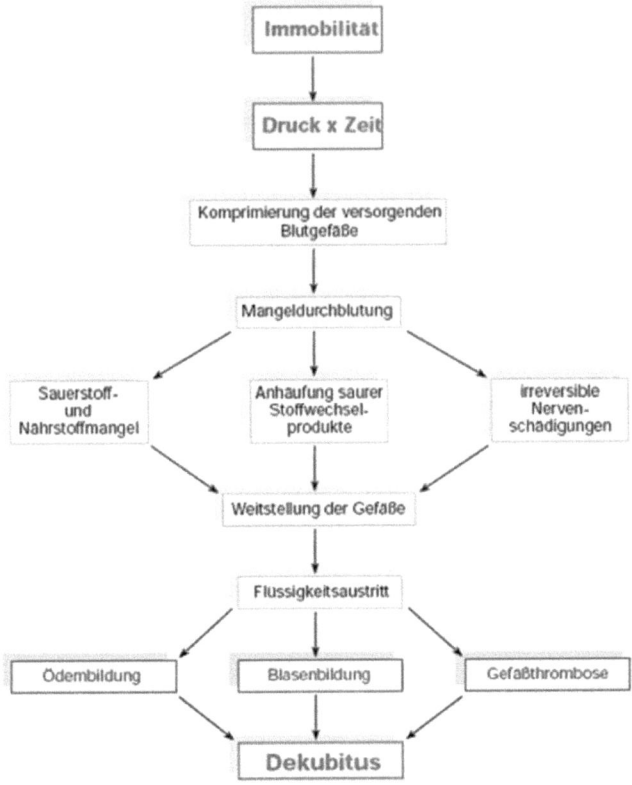

BEI GRIN MACHT SICH IHR
WISSEN BEZAHLT

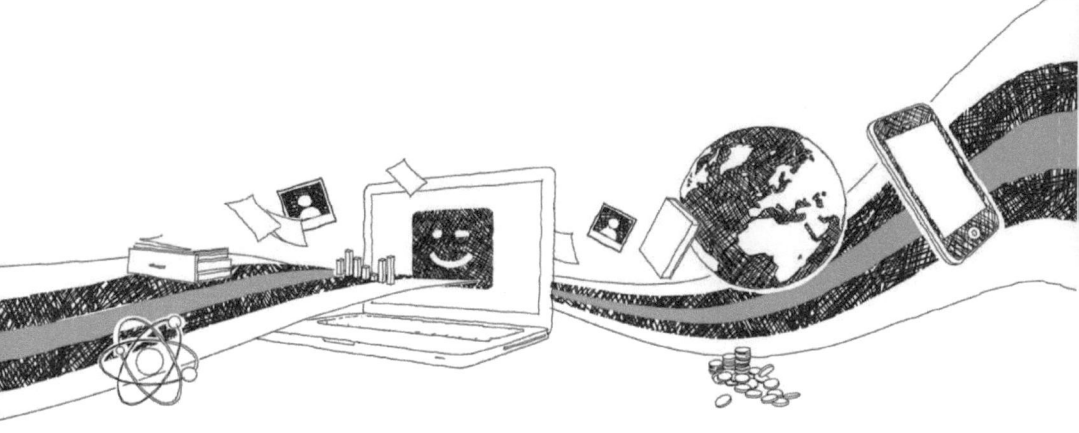

- Wir veröffentlichen Ihre Hausarbeit,
  Bachelor- und Masterarbeit

- Ihr eigenes eBook und Buch -
  weltweit in allen wichtigen Shops

- Verdienen Sie an jedem Verkauf

Jetzt bei www.GRIN.com hochladen
und kostenlos publizieren

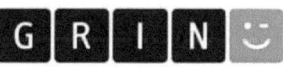